Bogdan-Alexandru Hagiu

FISIOPATOLOGIA DAS DOENÇAS ORTOPÉDICAS-TRAUMÁTICAS

Bogdan-Alexandru Hagiu

FISIOPATOLOGIA DAS DOENÇAS ORTOPÉDICAS-TRAUMÁTICAS

Patofisiologia em traumatologia

ScienciaScripts

Imprint

Any brand names and product names mentioned in this book are subject to trademark, brand or patent protection and are trademarks or registered trademarks of their respective holders. The use of brand names, product names, common names, trade names, product descriptions etc. even without a particular marking in this work is in no way to be construed to mean that such names may be regarded as unrestricted in respect of trademark and brand protection legislation and could thus be used by anyone.

Cover image: www.ingimage.com

This book is a translation from the original published under ISBN 978-620-3-41057-0.

Publisher:
Sciencia Scripts
is a trademark of
Dodo Books Indian Ocean Ltd., member of the OmniScriptum S.R.L Publishing group
str. A.Russo 15, of. 61, Chisinau-2068, Republic of Moldova Europe
Printed at: see last page
ISBN: 978-620-4-03329-7

FISIOPATOLOGIA DAS DOENÇAS ORTOPÉDICAS-TRAUMÁTICAS

Bogdan-Alexandru Hagiu

2

O livro intitulado PATOFISSIOLOGIA DE DOENÇAS ORTHOPEDIC-TRAUMÁTICAS representa a versão em inglês, com modificações e adições, do curso universitário intitulado FIZIOPATOLOGIA AFECTIUNILORA AFECTIUNILOR ORTOPEDICO-TRAUMATICE, destinado aos alunos do mestrado "Fisioterapia em Esportes e Traumatologia", Universidade "Alexandru Ioan Cuza" de Iasi, Romênia. Inclui elementos de fisiopatologia e semiologia dos distúrbios músculo-esqueléticos que promovem lacerações, fraturas, entorses e luxações musculares. Também são apresentadas lesões da medula espinhal, bem como os sinais de distúrbios neurológicos que estão integrados na fisiopatologia das lesões.

Índice

1. Mecanismos de produção, sinais e sintomas de trauma fechado 4

2. Lesões abertas que afetam os tecidos moles 20

3. Tendões e lesões nas articulações 29

4. Elementos de fisiopatologia das doenças osteoarticulares 47

5. Elementos de fisiopatologia e semiologia das patologias da coluna vertebral . 54

6.   Fisiopatologia e semiologia das lesões da medula espinhal 59

1. Mecanismos de produção, sinais e sintomas de trauma fechado

Classificação das lesões [1]:

- traumas associados dos órgãos internos e do sistema músculo-esquelético, com predomínio de lesões viscerais - 23,7%

- traumas associados de órgãos internos, com predomínio de lesões esqueléticas - 36,3%

- politraumatismos com predomínio cranio-espinhal

- politraumatismos com predominância torácica

- politraumatismos com predominância abdominal

- lesões traumáticas dominantes dos membros - politraumatismos com predomínio hemorrágico

Os traumas fechados são principalmente fracturas. Patofisiologia e semiologia dos traumas fechados [2,3]:

Fracturas	é a súbita ruptura da continuidade óssea devida a um trauma significativo
	as fraturas causadas por traumas de baixa intensidade ou aquelas produzidas espontaneamente são chamadas fraturas ósseas patológicas
A trajectória da fractura pode ser	a) transversal b) oblíquo c) espiral
	no segmento do membro com 2 ossos (por exemplo, antebraço ou perna), a fratura pode estar localizada no mesmo nível ou em níveis diferentes, ou seja, um em extensão do outro
tipos de fracturas	Características
Simples	
multi fragmentati on	
com deslocamento	imediata, produzida como consequência de trauma, ou secundária, causada pela acção da contracção muscular

4

fracturewithout deslocamento	
fratura fechada	o local da fratura é protegido pela pele não ferida
fratura exposta	a) há uma solução de continuidade cutânea em que o foco de fratura está em contato com o exterior b) fratura exposta, causada pelo piercing da pele pelo osso

	(isto geralmente acontece em fraturas oblíquas), ou por um trauma direto no qual um objeto rombo é responsável pela ruptura dos tecidos moles; o osso danificado é suscetível a infecções, com sérias conseqüências	
sintomas de fratura		
definição óssea	o exame mostra um desalinhamento do osso, que de frente tem a forma do valgo (desvio para fora), ou varo (desvio para dentro), e em perfil - a angulação (anterior ou posterior)	
Dor	agudo, espontâneo, exacerbado pelo toque e pela	
Mobilidade	há uma mobilidade anormal dos segmentos dos membros	não se deve procurar dor, mobilidade ou crepitação, pois são muito dolorosas para o paciente (geralmente estas manobras podem agravar o estado do paciente)
	crepitações ósseas, causadas pelo movimento de fragmentos ósseos fracturados de um lado para o outro.	a ausência de crepitações é de grande importância porque existe a possibilidade de que a massa muscular possa estar interposta entre os fragmentos ósseos no local da fractura

Complicações	transformação de uma fractura fechada numa fractura aberta ou massa muscular interposta entre fragmentos ósseos	

	lesões vasculares, que podem tornar-se muito mais graves se grandes vasos (artérias ou veias) estiverem traumatizados, com a patologia específica das doenças desses vasos	
	lesões nervosas próximas ao local da fratura podem ter diferentes aspectos, até uma alta gravidade (desde a simples contusão do nervo até a sua secção); o nervo a ser dado especial importância é o radial (no caso da diáfise do úmero, no cotovelo)	
exame radiológico	é obrigatório (realizado de frente e do perfil), confirmar o diagnóstico e os elementos clínicos, assim como confirmar a variante anatómica da fractura e escolher o procedimento terapêutico adequado	
peculiaridades da criança	devido à elasticidade dos ossos longos e à espessura do periósteo, em particular	fractura em madeira verde, é uma fractura incompleta, mas cujo deslocamento é parcialmente fixado pelas lamelas ósseas e só ocorre uma angulação (flexão)

	podem ocorrer fracturas na criança	fratura subperiosteal (sem deslocamento), ocorre apenas no nível da diafisária, sendo o periósteo mais resistente
		a fratura do descolamento epifisário é aquela em que há um descolamento da epífise metafisária
Tratamento - uma fratura requer dois gestos sucessivos:		
Redução	restaurar os eixos dos membros e depois reaplicar a extremidade dos ossos fracturados e deslocados	
Fixação	manter na mesma posição os fragmentos ósseos reduzidos; é feito com dispositivo cirúrgico, utilizando diferentes próteses, pregos, placas, hastes	
A evolução das fraturas		
Consolidação	A reparação e fortalecimento ósseo são realizados fisiologicamente por calo (que é uma nova formação óssea interposta entre os fragmentos de osso fraturado). Uma complicação é osteomielite.	que a consolidação depende dos seguintes factores: a) o volume do osso fraturado b) a idade do paciente c) localização anatômica (é sempre mais longa no membro inferior, devido à sua função, que requer um suporte mais forte)
		a redução e/ou imobilização incorrecta da fractura pode resultar numa consolidação atrasada, que se manifesta pela dor no momento da mobilização
Pseudoartrose	é clinicamente manifestada por uma mobilidade óssea anormal e indolor.	

	fragmentos e é devido a uma mobilização incorrecta	
	os aspectos radiológicos consistem na ausência de calos e pontes ósseas entre os fragmentos fracturados	
	as causas podem ser a interposição da massa muscular entre os fragmentos fraturados durante a cirurgia, ou uma causa geral (distúrbios do metabolismo do cálcio). A pseudoartrose cervical é frequentemente uma complicação pós-operatória [3].	

Para atletas profissionais, as fraturas do fêmur têm algumas peculiaridades [4]: a) a retomada da atividade esportiva é antecipada, mas a recuperação dura mais de um ano, com diminuição esperada do desempenho b) o tratamento é cirúrgico c) programas de reabilitação são necessários Para fraturas do terço médio do fêmur, após o tratamento cirúrgico, recomenda-se a utilização de dispositivos de perda de peso e exercícios de fortalecimento muscular [5].

Uma categoria distinta é representada pelas fraturas cranianas. Embora as fraturas cranianas e faciais não pertençam à categoria de doenças ortopédicas-traumáticas, seus sintomas e complicações neurológicas são importantes para o diagnóstico diferencial e acompanhamento da evolução.

Classificação das fraturas cranianas [6]:	cranialvault fracturas	fracturas lineares (constituem aproximadamente 80% de todas as fracturas cranianas, estando associadas a subdural ou	único
			ramificado
			circular

		hematomas epidurais)	
		cominutado fracturas	
		fraturas deiscência	
		fraturas fraturadas	
		fracturas por disjunção	
		fracturas por explosão craniana	
	fracturas cranianas básicas (piso anterior, médio ou posterior)		
	Fracturas mistas (fraturas da abóbada craniana que irradiam para a base do crânio)		

A seguir são conhecidas as fraturas cranianas, especificamente na traumatologia esportiva [7]:

Sintomas de fracturas cranianas	convulsões da dor de cabeça
	náusea
	vómitos
	desmaio, perda de consciência
	sangramento de feridas abertas, orelhas, nariz, olhos suboculares ou atrás das orelhas hematomas fuga de líquido das orelhas ou alterações no tamanho da pupila dos olhos distúrbio da fala visão turva pescoço rígido
	nervosismo

	sonolência
Patogénese e classificação	As fracturas cranianas são causadas pelo impacto da extremidade cefálica com um objecto rombo ou pontiagudo. Os atletas mais expostos são aqueles que praticam esportes de contato. Neste caso, existem frequentemente fracturas faciais que se podem estender ao crânio, tais como fracturas do maxilar e do nariz. Outros desportos de alto risco de fracturas cranianas ou faciais são o cricket (bater na bola), o hóquei, o ténis (bater com um pau ou raquete). As fracturas cranianas são de vários tipos, o que dita a gravidade do trauma: - existem fraturas simples, nas quais a ruptura do osso não é descolada e a pele não é danificada - existem fraturas deprimidas, ou seja, quando o osso é esmagado; o fator de gravidade é o movimento do fragmento para o cérebro - existem fraturas compostas, caracterizadas pela ruptura da pele por fragmentos ósseos e sua dispersão - existem fraturas de gravidade especial quando a parte fraturada do crânio entra em contato com o cérebro; pode ocorrer morte, ou o paciente pode ser temporária ou permanentemente incapacitado

No caso de fraturas faciais, a seguir, uma classificação e descrição das lesões associadas [8]:

| Classificação | - fraturas do assoalho facial médio (podem causar alterações na fisionomia - descontinuidade do contorno das bordas orbitais, arco zigomático, eminência malar, bochechas) | - fratura do assoalho orbital, que tem como sinais a anestesia do nervo infraorbital, enoftalmia, diplopia; portanto, uma lesão próxima à órbita requer um exame dos olhos visando ao menos avaliar a acuidade visual, pupilas e movimentos extraoculares |
| | | - A fratura do arco zigomático tem os seguintes sinais clínicos: trismo e defeito na palpação do arco zigomático |

Lesões associadas		- fratura da margem supraorbital - desprendimento completo da camada facial média do crânio
	- fraturas da mandíbula (foram descritas fraturas alveolares superiores e má oclusão traumática, que podem ser sinais de fratura da mandíbula envolvendo a superfície oclusal)	
	Lesões cerebrais e vértebras cervicais fraturadas são possíveis quando o trauma foi suficientemente grave para fraturar os ossos da face. Em lesões de alto impacto, sangramento e edema devido a uma fratura facial podem comprometer as vias aéreas.	

Especialmente no caso de esportes de contato, as fraturas nasais são importantes. Podem ser fracturas unilaterais, bilaterais, "livro aberto", de impacto, "madeira verde", cominutivas [https://image.slidesharecdn.com/nasalfracturerevised-171216124613/95/nasal-fracture-revised-12-638.jpg?cb=1513428401].

O tratamento adequado das fraturas faciais não só otimiza os resultados estéticos, como também evita possíveis reações adversas a futuros tratamentos médicos [9].

A maior incidência de fraturas maxilo-faciais em atletas é entre 20 e 29 anos, geralmente fraturas complexas do zigoma, seguidas por fraturas na mandíbula, em jogadores de futebol e hóquei [10]. As lesões na orelha e no osso temporal são comuns nos esportes, por isso é necessário o uso de equipamentos de proteção [11].

Uma classificação de lacerações musculares é dada abaixo [12]:

Ruptura muscular de grau I	É uma pequena ruptura. Morpopatologicamente, apenas algumas fibras musculares são estiradas ou tom. A força muscular é normal, mas as dores musculares e a sensibilidade estão presentes.

Ruptura muscular de grau II	A gravidade da ruptura é moderada. Em comparação com a simples, um maior número de fibras musculares é danificado.
	As dores musculares e a sensibilidade são maiores. Também aparecem sinais clínicos: ligeiro inchaço do músculo, diminuição da força muscular, possivelmente hematomas.
Ruptura muscular de grau III	Ao nível do músculo há uma ruptura completa, as funções musculares estão completamente perdidas. A dor é grande, inchaço e sensibilidade estão presentes, o contorno normal do músculo é interrompido (como sinal clínico há um óbvio "ventre" ou "abismo" sob a pele, onde as porções musculares se separaram).

A ruptura da cabeça longa do bisceps é de apreciável gravidade, sendo causa de dor no ombro, sendo o tratamento cirúrgico reservado para os casos refratários [13].

A ruptura isolada do músculo plantar não está associada à ruptura do tendão de Aquiles, do músculo gastrocnêmio ou do músculo sola [14].

A ruptura do músculo extensor alucino longo tem sido descrita em um atleta taekwondo como resultado de intenso treinamento, sem nenhum fator predisponente ou trauma direto [15].

Rarrantes isolados do músculo braquialis são raros, sendo essa ruptura descrita em um elevador de peso masculino [16].

Outro estudo de caso interessante é o de um tenista profissional com uma pequena ruptura parcial do oblíquo abdominal, que se beneficiou do treino de força isocinética como tratamento de reabilitação [17].

A ruptura da cabeça curta do bíceps braquial (barriga muscular) foi descrita em um escalador, a evolução clínica mostrando que a cirurgia precoce está indicada para retomar a atividade esportiva em boas condições [18].

No rugby, lesões traumáticas no ombro ocorrem frequentemente [19]:

-   a maioria dos estudos relata a abordagem como o principal evento responsável pelo trauma no ombro (entre 50% e 85%)

-   as principais lesões relatadas foram lesões de Bankart, luxação anterior e lacerações do manguito rotador, para as quais a reparação aberta ou artroscópica está indicada; a instabilidade cirúrgica está indicada para instabilidade do ombro

Referências

1.   Gornea F. Ortopedie si   Traumatologie. Chisinau, 2010, disponível em http://ortopedie.usmf.md/wp-content/uploads/2014/07/CarteaOrtopedietraumatologie.pdf).

2.   Mercut Dorin - Semiologie Chirugicala - Semiologia Traumatismelor Inchise, https://biblioteca.regielive.ro/cursuri/medicina/curs-2-semiologie-chirugicala-semiologia-traumatismelor-inchise-30986.html, accesat iulie 2019.

3.   Leven D, Cho SK. Pseudartrose da Coluna Cervical: Factores de Risco, Diagnóstico e Gestão. Espinha Asiática J. 2016 Ago;10(4):776-786.

4.   Sikka R, Fetzer G, Hunkele T, Sugarman E, Boyd J. Femur fractures in professional athletes: a case series. J Athl Train. 2015;50(4):442-448.

5.   Paterno MV, Archdeacon MT, Ford KR, Galvin D, Hewett TE. Reabilitação precoce após a fixação cirúrgica de uma fratura da diáfise femoral. Fisioterapia. 2006;86(4):558-572.

6.   Rusu RA. Fracturile craniului, articol online, valabil la https://www.romedic.ro/fracturile-craniului, accesat decembrie 2019.

7.   Walden M. Skull fractures, Sports injury clinic, 2019, articol online, https://www.sportsinjuryclinic.net/sport-injuries/head-face/head-injuries/fractured-skull, accesat decembrie 2019.

8.   Most SM, Fractures of the Mandible and Midface, 2018, articol online, https://www.merckmanuals.com/professional/injuries-poisoning/facial-trauma/fractures-of- the-mandible-and-midface.

9.   Chukwulebe S, Hogrefe C. O Diagnóstico e Gestão das Fracturas Ossos Faciais. Emerg Med Clin North Am. 2019 Fev;37(1):137-151. doi: 10.1016/j.emc.2018.09.012. PMID: 30454777.

10.   Ruslin M, Boffano P, dez Brincke YJ, Forouzanfar T, Brand HS. Fractura MaxilloFacial Relacionada com o Desporto. J Craniofac Surg. 2016Jan   ;27(1):e91-4.

doi:

10.1097/SCS.0000000000002242. PMID: 26703035.

11. Osetinsky LM, Hamilton GS 3rd, Carlson ML. Lesões do Ouvido e do Osso Temporal. Clin Sports Med. 2017 Abr;36(2):315-335. doi: 10.1016/j.csm.2016.11.005. PMID: 28314420.

12. Muscle strain/ What is it?, articol online, 2018, Harvard Health Publishing, Harvard Medical School, valabil la https://www.health.harvard.edu/a_to_z/muscle-strain-a-to-z, accesat decembrie 2019.

13. Chen RE, Voloshin I. Long Head of Biceps Injury: Opções de Tratamento e Tomada de Decisão. Sports Med Arthrosc Rev. 2018Sep   ;26(3):139-144. doi:

10.1097/JSA.0000000000000206. PMID: 30059449.

14. Zickmantel B Jr, Krause F, Frauchiger L. Ruptura Isolada do Distal Plantaris Muscle. J Foot Ankle Surg. 2018 Set-Oct;57(5):995-996. doi: 10.1053/j.jfas.2017.11.027. Epub 2018 Abr 2. PMID: 29622499.

15. Chun DI, Lee JH, Cho J. Ruptura do Extensor Hallucis Longus Muscle Secondary to Repetitive Overuse em um caso de Taekwondo AthleteA. J Am Podiatr Med Assoc. 2017 Sep;107(5):446-449. doi: 10.7547/16-012. PMID: 29077497.

16. Curry EJ, Cusano A, Elattar O, Bogart A, Murakami A, Li X. Brachialis Ruptura do Tendão Muscular Distal Ulnar em um Elevador de Peso Competitivo. Ortopedia. 2019 maio 1;42(3):e339-e342. doi: 10.3928/01477447-20190221-04. Epub 2019 Fev 27. PMID: 30810756.

17. Eriksrud O, Ghelem A, Cabri J. Treinamento de força isocinética de exercícios de corrente cinética de um tenista profissional com uma pequena laceração muscular oblíqua abdominal interna parcial - Um relato de caso. Phys Ther Sport. 2019 Jul;38:23-29. doi: 10.1016/j.ptsp.2019.04.012. Epub 2019 Abr 20. PMID: 31039484.

18. Simon M, Lutter C, Schoffl V. Ruptura da Cabeça Curta do Ventre Muscular do Bíceps Brachii Causado por um Acidente com Escalada de Rocha. Med. do Ambiente Selvagem. 2020 Set;31(3):327- 331. doi: 10.1016/j.wem.2020.04.006. Epub 2020 Jul 21. PMID: 32709490.

19.   Papalia R, Tecame A, Torre G, Narbona P, Maffulli N, Denaro V. Rugby e Trauma de Ombro: Uma Revisão Sistemática. Transl Med UniSa. 2014 Set 1;12:5-13. PMID: 26535182; PMCID: PMC4592038.

2. Lesões abertas que afetam os tecidos moles

Lesões abertas que afetam os tecidos moles (mecanismos de formação, quadro clínico, semiologia, elementos de terapia) [1,2]:

mecanismos de formação	aspectos clínicos
- As lesões dos tecidos moles, também chamadas feridas, representam uma lesão da integridade da pele e dos músculos, com possíveis danos a várias estruturas anatómicas da região - As lesões musculares variam de pequenas rupturas a completas [2]. - a ferida pode afectar alguns segmentos do sistema músculo-esquelético, as complicações podem ser fatais (hemorragia que resulta em anemia aguda, choque com comprometimento da função dos órgãos vitais, perturbação da irrigação sanguínea do segmento distal em caso de lesão de um vaso principal, ou denervação em caso de lesão de nervos periféricos, ou a formação de infecção na ferida, ou nos tecidos e órgãos adjacentes)	Clinicamente, a ferida é apresentada por sintomas locais (dor, hemorragia, defeitos nos tecidos moles, presença de corpos estranhos) e sintomas gerais [2]: - a intensidade da dor depende do número de elementos nervosos destruídos no foco da lesão, do carácter da arma aplicada, da velocidade do factor traumático - as manifestações clínicas das rupturas musculares dependem do mecanismo do trauma: laceração, contusão ou contractura A laceração é uma ferida com bordas irregulares causada por danos na pele e no tecido celular por baixo. Contusão é um trauma de tecido no qual os vasos sanguíneos são danificados, o que permite que o sangue se infiltre nos tecidos intersticiais adjacentes: - A hemorragia ocorre dependendo do número e da morfologia dos vasos sanguíneos danificados que se encontram na ferida - a hemorragia mais intensa ocorre com danos nas grandes artérias

Classificação das feridas		
Dependendo de como o tecido mole é ferido	por punção	Corpos muito afiados podem causar feridas por facadas, sendo a sua peculiaridade anatómica representada por uma lesão potencialmente perigosa, à qual se junta uma pequena lesão dos revestimentos cutâneos. Tais feridas apresentam o perigo de danificar estruturas vitais de

		importância, localizado num plano mais profundo (vasos, nervos, órgãos nas cavidades). As feridas podem ser diagnosticadas tardiamente, devido ao deslocamento das camadas anatómicas no respectivo sector anatómico. As feridas causadas pela picada têm sintomas fracos, o que pode levar a erros terapêuticos. Outro perigo é que, juntamente com o agente agressor, vários microrganismos podem penetrar profundamente nos tecidos. A drenagem do fluido da ferida é difícil, pois serve como meio nutriente para os micróbios, favorecendo assim as complicações sépticas.
	por corte	O agente etiológico é representado por objetos pontiagudos. Característica é o baixo número de danos dos tecidos. Os tecidos vizinhos não são danificados e a ferida permite a inspecção das estruturas morfológicas danificadas. Este tipo de ferida promove a eliminação de secreções, as cicatrizes ocorrem facilmente.
	por corte - corte em pedaços	Este tipo de ferida é causado por objectos pesados e afiados (espada, machado). As características são contusões de tecidos adjacentes e lesões profundas. A evolução dos processos patológicos diminui a resistência dos tecidos e a capacidade de regeneração.

	por contusão	As feridas produzidas por contusão são caracterizadas por uma grande massa de tecidos esmagados, machucados e embebidos em sangue; os vasos sanguíneos muitas vezes trombose, favorecendo a formação de condições para a formação de processos supurativos e necróticos.
	através da mordida	No caso destas feridas, que não são tão graves e profundas, o perigo é a contaminação massiva com micróbios da boca do agressor. A infecção aguda é assim favorecida na ferida e nos tecidos adjacentes.
	por arma de fogo	As feridas de bala têm características particulares, diferindo das outras feridas por: o tipo de agente vulnerável (balas, lascas, bolas), ao qual se acrescenta a morfologia da ferida. A acção particular dos projécteis determina a formação de cavidades pulsantes nos tecidos, que podem ter diferentes formas e tamanhos. A estrutura das feridas de bala inclui 3 áreas: - a área do canal em si, que é um defeito dos tecidos danificados, tem a forma de uma cavidade cheia de coágulos de sangue, tecidos necróticos, exsudado, pedaços de metal, escamas ósseas, etc. - a área de necrose primária, que consiste na parede do canal da ferida e tecidos não viáveis, fortemente

		microbiologicamente contaminada - a área de necrose traumática secundária, que inclui uma área relativamente grande, e é produzida pelo impacto direto e parietal do projétil. Como consequência da diminuição da resistência e viabilidade dos tecidos, a ferida é caracterizada por possíveis surtos de necrose secundária.
dependendo da região do corpo envolvido no trauma	cranial	
	do rosto	
	do pescoço	
	dos membros	
	do tórax	
	do abdômen	
em função do número de surtos	único	
	múltiplo	
em função da profundidade da ferida	superficial	localizado acima da fáscia da bainha
	profundo	localizado ao nível dos membros: - feridas profundas de tecidos moles, com danos nos nervos periféricos, tendões, grandes vasos, músculos - lesões profundas do tecido ósseo: fracturas abertas penetrando feridas articulares com fuga de líquido sinovial e hemorragia
		ao nível das cavidades naturais (peritoneal, pleural, craniana): - lesões não-penetrativas - feridas simples não penetrantes ou associadas a lesões das vísceras ou dos principais vasos destas cavidades

dependendo do tempo que decorreu desde o acidente.	feridas recentes sem sinais visíveis de infecção	
	feridas antigas com sinais clínicos de infecção	
Na cicatrização das feridas apresentadas acima, há três passos principais	- reabsorção de tecidos necróticos e hematomas - a formação de tecido de granulação, que preenche o defeito tecidual que surgiu como consequência da desvitalização formação de tecido cicatricial a partir do tecido de granulação	
Tratamento de feridas	Para feridas superficiais (escoriações) e puntiformes (punções, cortes, contusões, etc.), o tratamento cirúrgico (sanita cirúrgica) não é realizado a menos que haja manifestações clínicas de danos em estruturas profundas importantes (grandes vasos sanguíneos, nervos periféricos, tendões, órgãos viscerais, etc.). No caso de feridas produzidas por uma arma de fogo com um pequeno orifício (punctiforme) de entrada e saída, sem manifestações clínicas que indiquem danos em estruturas anatómicas importantes, ou aquelas mordidas, com defeito cutâneo reduzido, realiza-se apenas o sanitário da ferida, que consiste na lavagem da pele à volta da ferida, desinfecção da pele e da ferida com anti-séptico	Para outros tipos de feridas, é realizado um curativo cirúrgico para feridas. Este procedimento cirúrgico visa alcançar as melhores condições para a regeneração dos tecidos traumatizados, e não para esterilizar a ferida contaminada pelo microorganismo. A sanita cirúrgica cria condições desfavoráveis para que os micróbios deixados na ferida provoquem um surto séptico (reduz o número e cancela as condições para o desenvolvimento da flora microbiana). O vaso sanitário cirúrgico pode ser primário se a cirurgia for realizada pela primeira vez no paciente com a respectiva ferida, secundário se a cirurgia for realizada uma segunda vez (o motivo é a existência de lesões não diagnosticadas até a primeira intervenção, ou várias complicações, como hemorragia ou processos sépticos). Os sanitários cirúrgicos podem ser classificados de acordo com o tempo de realização e pré-operatório.

	soluções (betadina, tintura de iodo, álcool), seguido da aplicação de um penso asséptico.	profilaxia com antibióticos como se segue: - banheiros cirúrgicos realizados com antibioprofilaxia pré-operatória - banheiros cirúrgicos realizados sem antibioprofilaxia pré-operatória - banheiros cirúrgicos precoces realizados nas primeiras 24 horas após o trauma - banheiros cirúrgicos precoces realizados até o aparecimento de manifestações clínicas indicando o início do processo séptico na ferida - banheiros cirúrgicos adiados (por 24 a 48 horas após o trauma) - banheiros cirúrgicos tardios (realizados 48 horas após o trauma) - banheiros cirúrgicos tardios que possuem um processo infeccioso já desencadeado O sanitário cirúrgico consiste nas seguintes etapas: - preparação do campo cirúrgico ao redor da ferida e desinfecção com anti-sépticos - anestesia infiltrativa da pele danificada, juntamente com o anti-séptico e um antibiótico de amplo espectro - irrigação abundante com soluções anti-sépticas, realizando simultaneamente a limpeza mecânica de corpos estranhos, coágulos sanguíneos, etc. - hemostasia ao longo do percurso - remoção de bordas machucadas ou desvitalizadas da ferida, juntamente com tecidos subdérmicos necróticos - incisão da fáscia profunda com o objetivo de exame completo da ferida (se

	26	necessário, incisão e alargamento da ferida para ser completamente examinada e realizar todas as acções necessárias (sutura das estruturas subdérmicas danificadas e depois a pele, drenagem da ferida, aplicação do penso) . A classificação em primário e secundário é também válida para as suturas necessárias para fechar as feridas. Dependendo do tempo de aplicação, as suturas primárias podem ser: a) precoce, quando realizadas sob as condições de excisão segura de todos os tecidos desvitalizados, no final do vaso sanitário cirúrgico, no caso de feridas sem manifestações de infecção b) atrasadas, quando realizadas após 3-5 dias do vaso sanitário cirúrgico de feridas em risco de desencadear um surto séptico, se o tratamento antibacteriano tiver demonstrado ser eficaz na profilaxia da infecção local As suturas secundárias também podem ser precoces ou tardias, sendo o critério de diferenciação o termo de aplicação e a característica morfológica da ferida: a) precoce, quando são realizadas após 7 - 14 dias após o vaso sanitário cirúrgico, sendo o determinante o tecido granular que permite a abordagem das bordas da ferida saturada b) tardia, quando são realizadas após 14 dias a partir

		a sanita cirúrgica; a excisão do tecido cicatrizado é feita de forma a aproximar as bordas da ferida
A fim de favorecer a cicatrização da ferida após o vaso sanitário cirúrgico, é necessário o seguinte [2]: - imobilização do segmento afetado, antibioticoterapia, fisioterapia - nas rupturas musculares, a imobilização e a mobilização têm uma influência notável na recuperação, sendo a imobilização necessária para reduzir o tamanho da lesão e a mobilização, numa fase posterior, para promover a formação de uma maior quantidade de tecido de granulação - O tratamento de mobilização é um meio de promover a regeneração das fibras musculares e de recuperar as propriedades fisiológicas do músculo antes da lesão - a cirurgia só é necessária em caso de rupturas completas para drenagem de hematomas		

A redução das fraturas do antebraço aberto por fixação interna em jogadores profissionais de futebol americano resulta na aceleração da recuperação e retomada da atividade competitiva [3].

As fraturas como resultado de lesões esportivas ocorrem com mais freqüência no futebol e no rúgbi [4]:

-        fracturas da falange dos dedos e da haste tibial são as mais comuns

-        as fraturas abertas são menos comuns nos esportes e geralmente ocorrem em campos esportivos enlameados ou trilhas na floresta

Referências

1. Gornea F. Ortopedie si traumatologie. Chisinau, 2010, disponível em

   http://ortopedie.usmf.md/wp-conteúdo/uploads/2014/07/CarteaOrtopediettaumatologie.pdf,.

2. Lehto MU, Jarvinen MJ. Lesões musculares, seu processo de cura e tratamento. Ann Chir Gynaecol. 1991;80(2):102-108.

3. Sochacki KR, Jack RA 2nd, Hirase T, McCulloch PC, Lintner DM, Liberman SR, Harris JD. Desempenho e Retorno ao Esporte após a Redução Aberta das Fraturas Antebraços e Fixação Interna nos Jogadores da Liga Nacional de Futebol. Mão (N Y). 2018 Nov;13(6):682-688. doi: 10.1177/1558944717726726137. Epub 2017 Ago 20. PMID: 28825344; PMCID: PMC6300177.

4. Madeira AM, Robertson GAJ, MacLeod K, Porter A, Court-Brown CM. Epidemiologia das fraturas abertas no esporte: Um estudo retrospectivo de 15 anos de um centro. Mundo J Ortopedia. 2017 Jul 18;8(7):545-552. doi: 10.5312/wjo.v8.i7.545. PMID: 28808625; PMCID: PMC5534403.

3. Tendões e lesões nas articulações

Os principais tipos de lesões tendinosas dos membros superiores e inferiores são classificados abaixo, de acordo com os elementos de fisiopatologia e semiologia [1, 2, 3]:

Tipo de lesão	Características e patogênese	Elementos de semiologia e diagnóstico	Tratamento
Feridas cortadas localizadas na zona anterior do antebraço, mão, dedos	A frequência deles é bastante alta. Devido à pequena espessura da pele a este nível e à localização dos tendões flexores localizados logo abaixo deles, a secção destes tendões ocorre com relativa facilidade, especialmente nas feridas cortadas produzidas por objectos muito afiados; para a articulação do punho, ao nível do túnel do carpo, uma secção pode compreender os nove tendões flexores juntamente com a área mediana. Mais graves são as lesões na palma proximal, devido à disposição anatômica dos tendões, que são	Os sinais clínicos também são característicos: - no caso da secção de ambos os tendões, o dedo é fixado em extensão porque prevalece a função do extensor; nenhuma articulação interfalângica será capaz de movimentos activos - no caso de lesão profunda do tendão flexor, a falange distal será capaz de realizar a flexão activa e a proximal permanecerá em extensão O diagnóstico das lesões do tendão flexor dos dedos não é difícil, no primeiro exame apreciam-se quais os movimentos da	A recomendação de sutura de tendões é válida apenas para feridas produzidas por corte, em outros casos a restauração de tendões e nervos digitais, que tenham sido traumatizados, realizada após a cicatrização da ferida do tecido mole. Após o tratamento cirúrgico, a imobilização com tala de gesso é mantida na posição funcional dos dedos durante três semanas, durante as quais se formam aderências ao redor do tendão lesado. As aderências restringem a função da mão ao formar o "bloco cicatricial" dos tendões, sendo a flexão e extensão dos dedos reduzida ao mínimo. A patologia requer curas repetidas e fisioterapia prolongada para a recuperação funcional da

	agrupadas, por isso as secções são múltiplas. As suturas são facilitadas no caso de lesões tendinosas na palma e até à dobra transversal, mas o plano da sua separação é muito curto. Os tendões flexores dos dedos formam um dispositivo para transmitir a força muscular do antebraço para as falanges proximal, média e distal, portanto a área de lesão dos flexores localizada na parte distal da palma e nas linhas interfalangeanas proximais dos dedos (neste pequeno setor, através da bainha, passam dois músculos flexores - superficial e profundo), é o mais desfavorável para a restauração por cirurgia da funcionalidade de	falanges não podem ser realizadas. Requer também atenção à funcionalidade dos músculos interósseos e lombares, pelo que é possível flexionar as falanges proximais nas articulações metacarpofalângicas. Também contribui para a flexão juntamente com os músculos superficiais e profundos. As lesões dos tendões flexores são examinadas correctamente a partir da ferida. Os elementos visados são a profundidade e o nível da ferida e a capacidade de flexão activa da falange distal. Se a falange distal não conseguir flexionar, será avaliada a possibilidade de flexão dos dedos na articulação interfalangiana proximal. O exame consiste na colocação de	dedos traumatizados. Para casos complicados e sem um resultado funcional positivo, quatro meses após o acidente é recomendado tenolizar os flexores suturados e iniciar sem demora os movimentos ativos dos dedos.

	os respectivos tendões.	a mão com a palma virada para cima e na superfície do dedo traumatizado é fixada em extensão a falange média; tenta-se então a flexão activa (dolorosa) da falange média. Se a flexão for possível, o tendão flexor profundo está intacto. O diagnóstico da função do flexor superficial do dedo é feito através da fixação da falange proximal. Se a flexão for impossível em ambos os níveis, tanto os tendões profundos como os superficiais são seccionados.	
Lesões nos tendões extensores dos dedos	O prognóstico para lesões nos tendões extensores dos dedos (produzidas por feridas cortadas, rasgadas, contusas) é melhor do que para lesões nos flexores, sendo o argumento o resultado funcional.	Os sinais clínicos dependem da localização anatómica da secção tendinosa. Eles consistem em perturbar a função de extensão do dedo traumatizado. Os tendões dos extensores dos dedos formam um	No caso de lesões recentes, o tratamento é ortopédico. A artrose interfalângica é realizada com um broche Khirshner durante 3 a 4 semanas sob anestesia local com solução de lidocaína a 2% (2 ml).

		extensor complexo, sua seção não permitindo o movimento das extremidades do extensor ferido. Devido ao facto dos tendões extensores não estarem cobertos com bainhas sinoviais apenas no ligamento carpal posterior, a cura é feita pela contribuição de numerosas estruturas aponeuróticas (estas aponeuroses não permitem a retracção das extremidades extensoras após a lesão destes músculos) que ligam os tendões na superfície dorsal da mão. A mais comum é a ruptura do tendão na base da falange distal (local de inserção), seguida (como frequência) de lesão do tendão por rasgamento.	

		um fragmento da base da falange. Para ambos os tipos de lesões, o exame clínico mostra uma falange distal em posição flexionada, com a articulação aumentada devido à hemartrose. Uma radiografia do dedo lesionado é feita para determinar o tipo de ruptura do tendão.	
Lesões no aparelho extensor da articulação interfalângica proximal	A frequência é menor.	Aspectos clínicos é a deformação do dedo no "martelo".	É tratado cirurgicamente.
Secção dos tendões extensores na parte de trás da mão	Ocorre com mais frequência	A função de extensão de dedos e mãos tem um bom prognóstico.	fisioterapia e terapia funcional, realizadas após a recuperação da mobilidade, duram muito menos em comparação com o caso de lesão por flexor
Tendões do membro inferior	O tendão de Aquiles rompe frequentemente no tênis e no basquete, porque o mecanismo mais comum de produção é a flexão plantar repentina e forçada; geralmente as lesões aparecem nas condições da		O tratamento é realizado de acordo com os seguintes princípios [2]: - pode ser operador ou não-operador - a recuperação é crucial para a recuperação das funções do tornozelo - A terapia não-operatória é especialmente indicada para pacientes com um estilo de vida sedentário; a vantagem é a

	existência de uma inflamação neurogénica [2]. Rupturas espontâneas do tendão de Aquiles são observadas em pacientes com tumores, distúrbios metabólicos, infecções, doenças sistêmicas; fluoroquinolonas podem causar tendinopatia, e rupturas espontâneas do tendão também podem ocorrer na doença de Cushing [3].		menor risco de complicações, mas a desvantagem é o maior risco de recaídas - o objetivo principal é recuperar a força da flexão plantar

A ruptura do tendão de Aquiles é uma lesão comum [4]:

- a incidência está aumentando
- estão descritas na literatura as re-rupturas e complicações dos tecidos moles
- a cirurgia proporciona melhores resultados funcionais
- a reabilitação é mais importante do que a opção de tratamento cirúrgico

Quando a cura do tendão de Aquiles e lesões peritendinosas não ocorre, forma-se a condição chamada tendinopatia [5]:

- o tratamento é principalmente conservador
- se após 6 meses de tratamento conservador não for obtida a melhora do quadro clínico, o tratamento cirúrgico é indicado

Do ponto de vista fisiopatológico, o cotovelo do tenista representa uma tendinose angiofibroblástica não-inflamatória [6]:

- os músculos envolvidos são os tríceps posteriores, o flexor radial medial do carpo, o pronador teres
- a terapia é não cirúrgica, sendo os objectivos a revitalização dos tecidos afectados pela tendinose

- são indicados exercícios de resistência

- o tratamento cirúrgico é reservado para os casos em que a terapia de reabilitação falha

O cotovelo do golfista não é a única lesão que pode afetar os praticantes deste esporte [7]:

- lesões nas extremidades superiores também podem afetar o ombro ou as mãos

- lesões da parte inferior das costas e pernas foram frequentemente descritas

- lesões são o resultado de sobretreinamento e técnica errada

Lesões nas articulações

Seqüelas de trauma que afetaram diretamente a articulação [8,9]:

	Características	Tratamento
feridas nas articulações	No caso destas feridas, uma articulação sinovial menos sensível à necrose ou desvitalização é ferida. Em vez disso, a susceptibilidade às infecções é elevada, causando uma proliferação intra-articular fibroconjuntival que está subjacente à futura anquilose. - está envolvida uma cavidade fechada, o que complica a terapia da infecção - os tecidos duros são danificados, sendo a evolução da cicatrização diferente quando comparada com os tecidos moles	A fisioterapia activa só pode começar após os sinais inflamatórios da articulação e o processo infeccioso se terem extinguido. Nesta situação a recuperação é retardada, o que cria as premissas para a instalação da redenção por imobilização e o desenvolvimento do processo de fibrose local.
	As lesões articulares têm algumas características anatomopatológicas [9]:	

	- lesão única da matriz, sem lesões macroscópicas da superfície articular, não resulta em sinais e/ou sintomas clínicos - ruptura da cartilagem ou fracturas osteocondral podem ser seguidas por sinovite e derrame do conteúdo articular, com a formação de sintomas mecânicos	
Lesões nas articulações fechadas	- não são complicadas por infecções, mas caracterizam-se pelo desenvolvimento de um processo inflamatório - a principal complicação é a algoneurodistrofia é uma ameaça permanente - as sequelas principais são a limitação do movimento articular, sendo a causa as alterações morpopatológicas causadas pelo trauma - a estas juntam-se a reacção de reparação local, a imobilização articular prolongada, bem como a reacção neuromuscular que está subjacente à algoneurodistrofia - fraturas articulares fechadas - entorses (traumas capsuloligamentares fechados)	

	- luxações (lesões nas articulações fibrocartilaginosas)	
		De acordo com os princípios gerais da recuperação, os objectivos da recuperação são aliviar a dor, reduzir a inflamação, recuperar a mobilidade, a estabilidade e a práxis. A terapia da dor articular é feita através de medicação analgésica, electroterapia de baixa frequência, electroterapia de média frequência (correntes de interferência), electroterapia de alta frequência. A electroterapia de baixa frequência consiste em electroterapia com correntes de Trabert (sendo o cátodo o eléctrodo analgésico activo), com aumento gradual da intensidade, durante 15-20 minutos, 1-2 vezes por dia, e/ou correntes diadinâmicas (disposição transversal dos eléctrodos - 1 - 3 vezes por dia, com o pólo negativo colocado no ponto doloroso). Outras variantes são a electroterapia de corrente contínua (ionização com novocaína, sendo o pólo activo o positivo) ou a corrente galvânica (simples). A electroterapia de alta frequência é baseada em efeitos calóricos (ondas curtas; microondas; ultra-som; radiação infravermelha).

| | | Para o mesmo fim também pode ser usada a massagem (manobras de alisamento com efeito relaxante) ou o calor local (compressão a quente, cataplasmas quentes, almofadas de parafina). |
| | | |

A postura de repouso e relaxamento articular (repouso na cama, em ligeira flexão da articulação afetada) é indicada em caso de inflamação articular e/ou periarticular. O repouso é relativo porque as mobilizações articulares passivas são realizadas várias vezes ao dia. Os meios para realizar as flexões articulares são representados por suportes, rolos, almofadas.

A crioterapia pode ser representada por: - massagem com gelo durante 5-7 minutos - imersão em água gelada durante 5 minutos, 2-3 vezes/dia - aplicação de uma compressa com água fria durante 30 minutos, 3-5 vezes/dia, ou uma compressa com gelo durante 10-15 minutos, 3-5 vezes/dia Meios de electroterapia: - corrente galvânica (que em ambos os pólos tem acção hiperemica) - ionoforese com cloreto de cálcio A terapia medicamentosa consiste na administração de substâncias anti-inflamatórias - fenilbutazona, indometacina, aspirina.

O alívio da dor através da redução da - pressão intra-articular pode ser alcançado por

		melhorando a mobilidade articular. Neste sentido, as mobilizações passivas podem ser usadas: - inicialmente a junta é fixada nas talas - posteriormente são utilizadas posições correctivas, alternadamente alteradas em ambos os sentidos de uma direcção de movimento - no caso de estruturas musculotendinosas contraídas ou retraídas, a tracção descontínua pode ser utilizada - por meio de fitas adesivas são realizadas trações contínuas, que visam a correção de posições articulares viciosas. O calor também pode ser usado para fins analgésicos. Mobilizações passivas e auto-passivas podem ser feitas. Os objetivos perseguidos são: - músculos periarticulares fortes (obtenção de músculos tônicos, um objetivo que é alcançado através de exercícios isométricos e isocinéticos, ativos com resistência) - alcançar estabilidade articular; a instabilidade articular deve-se à patologia da cápsula e ligamentos, sendo o tratamento cirúrgico e de recuperação - uma articulação indolor - cápsula e ligamentos não feridos

		Mobilização passiva assistida significa mobilização em todas as direcções e direcções possíveis, realizada pelo fisioterapeuta. O segmento corporal do paciente está em relaxamento total ou parcial, e a amplitude articular é excedida, até o aparecimento da dor como sinal.
	40	A mobilização passiva tem os seguintes objectivos: restaurar a imagem ideomotora, suavizar a pele e o tecido subcutâneo, aumentar a excitabilidade muscular, reduzir a contractura, melhorar a circulação sanguínea, evitar a anquilose articular, aumentar a amplitude articular.
		Serão observadas as seguintes regras para a mobilização passiva: - os parâmetros do movimento passivo serão seguidos, respectivamente a força, a velocidade, a duração, a frequência
		- a correta posição do corpo e dos segmentos será assegurada durante o trabalho - o braço de alavanca maior e a fixação da articulação serão utilizados, sendo necessário o conhecimento da mecânica articular, das direções de movimento e da amplitude articular, assim como das estruturas anatômicas que serão submetidas à mobilização
		- o movimento será analítico

	41	- a mobilização não deve causar dor, e para isso uma articulação não será mobilizada através de outra e os tecidos serão preparados por massagem e calor A mobilização auto-passiva pode ser feita através de roldanas, com uma frequência de várias vezes ao dia, utilizando a pressão de todo o corpo ou apenas um segmento, ou utilizando o segmento saudável. O paciente dosa o esforço de acordo com a ocorrência de dor. As mobilizações ativo-passivas são realizadas se o paciente tiver uma força muscular ainda insuficiente para o - movimento antigravitacional do respectivo segmento corporal. Outra opção é o movimento livre ativo. Como o paciente tem medo de mobilizar sozinho o seu segmento corporal, estes exercícios são realizados em direcções desviadas. A mobilização activa é utilizada no caso de dores pós-traumáticas nas articulações: - a degradação das articulações é evitada através da dosagem do movimento em função da reacção dolorosa - tem o papel de aumentar gradualmente a amplitude da articulação - tem um efeito antiedematoso - tem o efeito de amplificar a circulação local

		A terapia ocupacional, a mecanoterapia, a scrip terapia também pode ser realizada com suas variantes (movimento de mola, movimento de suspensão, movimento de contrapeso, polias recíprocas), exercícios de relaxamento, exercícios de correção, ginástica, realizados livremente ou com a ajuda de bastões, bolas, etc., hidrocinoterapia. Recuperação da amplitude das articulações, reeducação ao esforço, reajuste aos gestos habituais, tudo isso é feito através de exercícios para restaurar a capacidade de movimento. A terapia ocupacional é utilizada para estes fins.
Lesões nas articulações	As lesões nas articulações podem ser fechadas ou abertas, dependendo da existência ou não de feridas na pele. A luxação é uma lesão traumática complexa, que pode ou não estar associada a lesões periarticulares e articulares extensas. Característica para o deslocamento é a existência de relações anatômicas anormais entre as superfícies articulares que compõem a articulação. O quadro clínico consiste na deformidade da região, impotência funcional, dor,	O tratamento da luxação é imediato e tardio. O tratamento imediato é reduzir a luxação impondo um movimento inverso ao que causou a luxação. O tratamento tardio consiste na recuperação funcional: - da estabilidade articular - da amplitude articular - da força muscular - da resistência muscular E para as entorses há um tratamento imediato e um tratamento tardio. A crioterapia ou a massagem com gelo pode ser feita imediatamente. O tratamento tardio é diferenciado de acordo com a gravidade da entorse: - para entorse de primeiro grau: imobilização 5-7 dias, aplicação

	hematoma, hematoma, inchaço nas articulações. A entorse é uma lesão articular traumática em que as relações anatómicas das superfícies articulares não se alteram. Os sintomas consistem em dor, inchaço, impotência funcional. As lesões podem incluir os elementos vasculares e nervosos da articulação ou o aparelho capsuloligamentar articular. Sintomas de entorse de grau I (lesões capsulo-ligamentares são mínimas): edema moderado, dor severa, localizada, impotência funcional relativa. Sintomas de entorse de grau II (médio): dor muito acentuada, inchaço significativo, impotência funcional acentuada devido à ruptura parcial dos ligamentos. Sintomas de entorse de grau III (grave e caracterizada por ruptura total dos ligamentos ou sua desinserção, à qual se soma ou não a ruptura de um fragmento ósseo): edema significativo, dor aguda, grande	de pomadas proteolíticas e vasculotropicas, ionizações de novocaína, terapia laser - para entorses de grau II: imobilização por 15 dias, terapia antiinflamatória geral, exercícios de tonificação muscular e treino não específico, administração de vitamina C - para entorse de grau III: imobilização 25-30 dias, tratamento cirúrgico, exercícios de tonificação muscular e - treino não específico, retomada gradual do treino específico
	impotência funcional, nódoas negras.	

A torção aguda do tornozelo pode ser tratada por mobilização precoce.

administração de antiinflamatórios, mas também há evidências para apoiar a eficácia do exercício e das técnicas de terapia manual para aliviar a dor, o edema e retomar a função, bem como para prevenir a instabilidade do tornozelo [10].

O alongamento estático é mais eficaz na dorsiflexão após entorses agudas do tornozelo, mas os médicos devem considerar qual pode ser o fator limitante da dorsiflexão do tornozelo para selecionar os tratamentos e intervenções mais apropriados, bem como o resultado funcional auto-relatado pelo paciente após intervenções terapêuticas [11].

Lesões anteriores ou flexibilidade articular limitada podem contribuir para entorses do tornozelo, sendo a reabilitação funcional, representada por exercícios para restaurar o movimento e o fortalecimento, preferida em vez da imobilização, e até mesmo sobre a intervenção cirúrgica [12].

Referências

1. Gornea F. Ortopedie si traumatologie. Chisinau, 2010, disponível em http://ortopedie.usmf.md/wp-conteúdo/uploads/2014/07/CarteaOrtopediettaumatologie.pdf,.

2. Shamrock AG, Varacallo M. Achilles Tendon Ruptures. [Actualizado em 2019 Mar 2]. In: StatPearls [Internet]. Treasure Island (FL): StatPearls Publishing; 2019 Jan-. Disponível em: https://www.ncbi.nlm.nih.gov/books/NBK430844/.

3. Batisse M., Somda F., J.-P. Delorme, F. Desbiez, P. Thieblot, I. Tauveron. Ruptura espontânea do tendão de Aquiles e da doença de Cushing. Case report.t, Annales d'Endocrinologie, 2008; 69 (6): 530-531.

4. Azevém C, Kjaer M, Eliasson P. Ruptura do tendão de Aquiles - tratamento e complicações: uma revisão sistemática. Scand J Med Sci Sports. 2015 Fev;25(1):e1-10. doi: 10.1111/sms.12209. Epub 2014 Mar 20. PMID: 24650079.

5. Maffulli N, Via AG, Oliva F. Chronic Achilles Tendon Disorders: Tendinopatia e Ruptura Crónica. Clin Sports Med. 2015Oct ;34(4):607-24. doi: 10.1016/j.csm.2015.06.010. Epub 2015 Jul 31. PMID: 26409586.

6. Nirschl RP, Ashman ES. Tendinopatia do cotovelo: cotovelo de tenista. Clin Sports Med. 2003 Oct;22(4):813-36. doi: 10.1016/s0278-5919(03)00051-6. PMID: 14560549.

7. Zouzias IC, Hendra J, Stodelle J, Limpisvasti O. Golf Injuries: Epidemiologia, Fisiopatologia e Tratamento. J Am Acad Orthop Surg. 2018 Fev 15;26(4):116-123. doi: 10.5435/JAAOS-D-15-00433. PMID: 29329123.

8. http://www.creeaza.com/familie/medicma/SECHELELE-ARnCULARE-POSTTRAUM989.php, acedido em Janeiro de 2021.

9. Buckwaiter JA. Lesões Mecânicas de Cartilagem Articular. Iowa Orthop J. 1992;12:50-57.

10. Doherty C, Bleakley C, Delahunt E, Holden S. Tratamento e prevenção de entorse aguda e recorrente do tornozelo: uma visão geral das revisões sistemáticas com meta-análise. Br J Sports Med. 2017 Jan;51(2):113-125. doi: 10.1136/bjsports-2016-096178. Epub 2016 Oct 8. PMID: 28053200.

11. Terada M, Pietrosimone BG, Gribble PA. Intervenções terapêuticas para aumentar a dorsiflexão do tornozelo após a entorse de tornozelo: uma revisão sistemática. J Athl Train. 2013 Set- Out;48(5):696-709. doi: 10.4085/1062-6050-48.4.11. Epub 2013 Ago 5. PMID:

23914912; PMCID: PMC3784372.

12. Ivins D. Entorse aguda do tornozelo: uma atualização. Am Fam Physician. 2006 Nov 15;74(10):1714-

20. PMID: 17137000.

4. Elementos de fisiopatologia das doenças osteoarticulares

Os mecanismos fisiopatológicos, sinais e sintomas das doenças osteoarticulares
são os seguintes [1, 2]:

Mecanismos fisiopatológicos	A reconstrução óssea envolve um equilíbrio entre a destruição e a reconstrução do osso e do tecido ósseo, tendo assim uma estrutura dinâmica. A osteosclerose (aumento da densidade óssea) é a consequência predominante dos processos de reconstrução óssea. A osteoporose é uma redução do volume ósseo que ocorre como consequência do predomínio da destruição óssea. Uma forma de estimular a destruição óssea é aumentar a actividade dos osteoclastos (o processo é chamado de osteólise). A osteonecrose é a consequência da perturbação da circulação sanguínea numa A osteonecrose tem potencial evolutivo, por este motivo o tratamento de escolha é cirúrgico [2].
Mudanças no tamanho do osso e forma	É classificado como congénito ou adquirido. As congénitas são aplasia e agenesia (a total falta de desenvolvimento de um osso, surgiu devido à ausência do núcleo primário de crescimento). As alterações ósseas adquiridas referem-se ao osso como um todo: - hipoplasia (pequeno osso) surgiu como consequência de um crescimento insuficiente (a forma e estrutura do osso é preservada) - hiperplasia - osso com dimensões superiores à média, devido ao seu desenvolvimento excessivo (a forma e estrutura do osso é preservada) - displasia é devida a processos de crescimento alterados e ocorre como alterações complexas na forma e tamanho do osso - A hiperostose é clinicamente apresentada como um osso grande e morpopatologicamente pela osteosclerose. - a hipostose apresenta-se clinicamente como um pequeno osso, e morpopatologicamente pela sua destruição parcial - a anostose é clinicamente apresentada como o desaparecimento de um osso, sendo a causa um processo de osteólise maciça

	- edostose (também chamada de osso inchado) é uma mudança de forma, é clinicamente apresentada como um aumento circunscrito do tamanho de um osso e é devida a tumores benignos (associados a mudanças dimensionais) ou cistos centrais com reação periosteal à periferia - A escoliostose é clinicamente apresentada como um osso torto, dobrado, curvado no eixo longitudinal
Mudanças na estrutura óssea	- alterações estruturais do tecido ósseo predispõem a fracturas - as alterações destrutivas caracterizam-se por tecido ósseo negativo e são representadas pela osteólise, osteonecrose, osteoporose - osteoporose (as consequências desta doença são o aumento da fragilidade óssea e o aumento do risco de fracturas, nas fases avançadas da doença a força óssea diminui e ocorrem deformidades ósseas, que assumem a forma de biconvexa) tem *uma* definição histológica - diminuição da massa óssea por unidade de volume, e uma morfopatologia - diminuição da massa óssea e danificação da arquitectura trabecular; radiografia mostra aumento da transparência óssea, evidente quando a perda de massa óssea atinge 30%, bem como trabéculas ósseas menores e mais finas, espessadas ao longo das linhas de força; a reabsorção periosteal resulta em desbaste do osso compacto e reabsorção endostal alargando o canal medular
Osteoporose	A osteoporose é classificada como aguda ou crônica, e pode ser localizada a uma porção óssea, ou regional (quando afeta parte do esqueleto), ou generalizada.
Osteólise	A osteólise também pode ser localizada ou difusa: localizada quando, do ponto de vista fisiopatológico, tanto os componentes minerais como proteicos são afectados, ou difusa (inclui grandes áreas ósseas, sendo um sinal de inflamação grave e tumores, sendo uma forma particular de osteólise difusa a acro-osteólise - reabsorção óssea da última falange)
Osteonecrose	- osteonecrose consiste num processo isquémico produzido numa zona óssea, que tem como consequência a morte das células no respectivo território - a lesão pode ser vista na radiografia, e pode ser séptica ou asséptica

	- quando ocorre sepse, com pontos de partida de um processo infeccioso, pode causar necrose do tecido ósseo
	- do ponto de vista morpopatológico, o edema ocorre em torno do foco de osteonecrose; em poucos dias há desmineralização e alteração das fibras de colágeno; depois forma-se o sequestro ósseo (fragmento ósseo isquêmico) - uma consequência da osteonecrose séptica pode ser osteomielite
	- a osteonecrose asséptica ocorre mais frequentemente em epífises de crescimento, mas por vezes pode ser encontrada na inserção de ligamentos
	- numa fase inicial, na radiografia, primeiro é encontrada a osteonecrose circunscrita e depois aparece uma transparência subcortical; outro sinal é o aumento do espaço articular; nas fases avançadas aparece a epífise com aspecto fragmentado; a cicatrização é com recalcificação e remodelação, de modo que a restauração já não respeita a forma inicial do osso, sendo a sequela a incongruência articular e implicitamente a osteoartrose

Especialmente a osteoporose é importante na produção de fracturas ósseas patológicas.

Os deslocamentos de ombros ocorrem frequentemente nos esportes de contato, sobre as estratégias terapêuticas e o tempo necessário para retornar ao treinamento sabendo o seguinte [3]:

-recomendações quanto ao retorno à atividade esportiva após a luxação anterior do ombro variam e diferem dependendo da idade, sexo, tipo de esporte praticado, posição do atleta no momento da lesão, modo de terapia (a cirurgia precoce é indicada em caso de aumento da perda óssea, recidiva da instabilidade, lesões produzidas perto do final da temporada) e patologia associada

- a retomada da actividade desportiva é normalmente feita 2 a 3 semanas após o momento da lesão

- antes de retomar o esporte, os atletas não devem ter dor no ombro, ter força escapular bilateral e simetria dos ombros; se a instabilidade do ombro estiver presente, a taxa de recidiva está entre 37% e 90%.

- outra condição é ser capaz de realizar uma gama funcional de movimentos que permita a participação no esporte em questão

As luxações de cotovelo são comuns em alguns esportes (especialmente esportes de contato ou de inverno), sendo um objetivo constante da medicina esportiva a obtenção da estabilidade do cotovelo sem rigidez a longo prazo como efeito indesejável [4].

Para atletas com instabilidade glenoumeral, dependendo da gravidade, recorrência e morpopatologia da doença, a abordagem terapêutica tem como objetivo [5]:

- restaurar a força dos músculos do manguito rotador, especialmente a capacidade excêntrica dos rotadores externos

- aumentar a flexibilidade e a força da musculatura escapular - o aumento gradual do esporte

- carga funcional específica na cintura escapulo-umeral, com ênfase na reabilitação da cadeia cinética funcional

- o retorno ao treinamento e às competições deve ser baseado na avaliação subjetiva e objetiva da função articular

A luxação patelar traumática inicial ocorre mais freqüentemente devido a um trauma prolongado que ocorre durante a atividade esportiva [6]:

- dois terços das deslocações agudas da patela ocorrem em jovens atletas com menos de 20 anos de idade

- em 93% dos casos o deslocamento da patela ocorre através do entorse do joelho sem contato em flexão e valgo

- o ligamento patelofemoral medial é quase sempre afetado na luxação patelar aguda, sendo a localização mais comum da lesão a fixação femoral

- porque o forte deslocamento da patela rompe as estruturas estabilizadoras mediais, o deslocamento lateral da patela (com o joelho estendido ou com uma flexão de 20°) é avaliado, sendo o deslocamento com mais de 50% da largura da patela considerado anormal

- é preferível a terapia não cirúrgica

As entorses das articulações do tornozelo representam aproximadamente 7-

10% dos casos do departamento de emergência

[7]:

- a luxação da articulação superior do tornozelo sem fratura é muito rara, sendo 33-50% das luxações do tornozelo abertas em primeiro grau e associadas a uma fratura do tálus, fíbula ou tíbia

Após a operação de reaparelhamento do quadril, as taxas de retorno ao esporte foram diferentes [8]:

- a retomada da atividade esportiva foi maior no caso dos esportes sem impacto (natação, ciclismo) do que nos esportes de impacto (corrida)

- O retorno à competição (triatlo extremo) é possível para metade dos pacientes As luxações das articulações dos dedos aparecem frequentemente como lesões esportivas [9]:

- embora sejam consideradas benignas, e muitas vezes tratadas como entorses, podem por vezes mascarar fracturas

- fracturas-localizações podem levar a deformações permanentes e perda de movimento

- simples deslocamentos permitem a rápida retomada da actividade competitiva

- lesões complexas por vezes requerem cirurgia

- O diagnóstico atrasado pode exigir reconstrução ou fusão

Lesões traumáticas do menisco são comuns nos esportes, sendo preferível a cirurgia [10]:

- a meniscectomia é um dos procedimentos ortopédicos mais utilizados

- no entanto, a preservação meniscal tem melhores resultados a longo prazo

- existem sólidos óbvios que mostram o valor da reparação meniscal ou da não remoção em lacerações traumáticas e tratamento não cirúrgico, sendo as rupturas longitudinais verticais uma indicação para a reparação, bem como as lacerações laterais assintomáticas estáveis do menisco (neste caso é feita a reconstrução do ligamento cruzado anterior)

Referências

1. http://www.creeaza.com/familie/medicina/Semiologie-osteoarticulara794.php, acedido em outubro de 2019.

2. Matthews AH, Stitson D. Osteonecrosis (Necrose Avascular) [Actualizado em 2019 Set 11]. In: StatPearls [Internet]. Ilha do Tesouro (FL): StatPearls Publishing; 2019 Jan-. Disponível em: https://www.ncbi.nlm.nih.gov/books/NBK537007/.

3. Watson S, Allen B, Grant JA. A Clinical Review of Return-to-Play Considerations After Anterior Shoulder Dislocation. Saúde Esportiva. 2016 Jul;8(4):336-41. doi: 10.1177/1941738116651956. Epub 2016 Jun 2. PMID: 27255423; PMCID: PMC4922522.

4. Rezaie N, Gupta S, Service BC, Osbahr DC. Deslocamento de cotovelo. Clin Sports Med. 2020 Jul;39(3):637-655. doi: 10.1016/j.csm.2020.02.009. PMID: 32446580.

5. Refrigera AM, Borms D, Castelein B, Vanderstukken F, Johansson FR. Reabilitação baseada em evidências de atletas com instabilidade glenoumeral. Knee Surg Sports Traumatol Arthrosc. 2016 Fev;24(2):382-9. doi: 10.1007/s00167-015-3940-x. Epub 2015 Dez 24. PMID: 26704789.

6. Duthon VB. Deslocação patelar traumática aguda. Orthop Traumatol Surg Res. 2015 Fev;101(1 Suppl):S59-67. doi: 10.1016/j.otsr.2014.12.001. Epub 2015 Jan 12. PMID: 25592052.

7. Liebhauser M, Brunner S, Antoniadis A. Luxation des oberen Sprunggelenks ohne ossare Lasion [Deslocamento do tornozelo sem lesões ósseas]. Unfallchirurg. 2019 Mar;122(3):238-242. Alemão. doi: 10.1007/s00113-018-0581-9. PMID: 30421304.

8. Girard J, Lons A, Pommepuy T, Isida R, Benad K, Putman S. Desporto de alto impacto depois da reaparição da anca: O triatlo Ironman. Orthop Traumatol Surg Res. 2017 Set;103(5):675-678. doi: 10.1016/j.otsr.2017.04.004. Epub 2017 25 de maio. PMID: 28552834.

9. Miller EA, Friedrich JB. Gestão do Deslocamento da articulação dos dedos e FracturaDislocações em Atletas. Clin Sports Med. 2020 Abr;39(2):423-442. doi: 10.1016/j.csm.2019.10.006. Epub 2020 fev;4. PMID: 32115092.

10. Beaufils P, Becker R, Kopf S, Matthieu O, Pujol N. O menisco do joelho: tratamento de lágrimas traumáticas e lesões degenerativas. EFORT Open Rev. 2017 May 11;2(5):195- 203. doi: 10.1302/2058-5241.2.160056. PMID: 28698804; PMCID: PMC5489759.

5. Elementos de fisiopatologia e semiologia das patologias da coluna
vertebral

Os defeitos posturais predispõem a lesões, o que é importante para o trauma
desportivo. Pelo contrário, como resultado de lesões repetidas que ocorrem em certos
desportos, podem desenvolver-se doenças degenerativas da coluna vertebral. Assim,
segue-se a apresentação de alguns elementos da fisiopatologia e semiologia da lombose,
lombosciatica, cifose, escoliose, lordose, torcicolo, espondilolistese, síndrome do rabo de
cavalo e síndrome do cone medular.

A fisiopatologia e semiologia de algumas doenças da coluna vertebral, em
conexão

com traumatologia desportiva, estão resumidos na tabela seguinte [1, 2]:

degeneração lombar	Frequentemente em atletas que levantam pesos pesados, esta síndrome (produzida pelo movimento lateral do núcleo pulposo e ao nível do disco vertebral ocorre ruptura do anel fibroso, e assim tenda o ligamento longitudinal posterior da coluna lombar) manifesta-se clinicamente por dores lombares baixas, possivelmente de impotência funcional da coluna lombar, e mesmo do seu bloqueio; a escoliose é frequentemente associada. Outro sinal é a contractura uni ou bilateral dos músculos sacrolombares.
lumbago	Lumbago (etiologia consiste na protrusão do núcleo pulposo ou disco intervertebral no canal medular, mas outras causas podem ser compressão da raiz espinhal no ligamento intervertebral, estenose do forame intervertebral, tumores vertebrais, metástases) caracteriza-se pela associação com sinais degenerativos de dor lombar irradiando para o membro inferior, (geralmente unilateral, no caminho do nervo ciático, possivelmente com impotência funcional). Do ponto de vista neurológico, o sinal de Lasegue pode ocorrer (flexão passiva da coxa no abdômen com o joelho em extensão é limitada, dolorosa devido ao alongamento do nervo ciático), desaparecimento do reflexo de Aquiles, desaparecimento do reflexo patelar, atrofia e paresia muscular, hiper ou hipoestesia radicular.
Mudanças na estática e dinâmica da coluna vertebral	

| Kyphosis | Morfopatologicamente, a cifose (o desvio mais comum da coluna vertebral) é uma acentuação da curvatura fisiológica normal, classificada em dois tipos principais: angular (forma uma corcunda com um pequeno raio de curvatura, ocorre em doenças que causam destruição vertebral com compressão dos corpos vertebrais, tais como metástases ósseas, doença de Pott, osteomielite, espondilite, fraturas vertebrais), ou arqueada (caracterizada por uma gibosidade com um grande raio de curvatura e encontrada em doenças |

	afetando a coluna sobre uma área maior: osteoporose primária senil, osteomalacia, espondilite anquilosante, raquitismo, osteoporose medicamentosa).
Escoliose	Representa um desvio lateral, no plano frontal, da coluna vertebral, e é classificado de acordo com a localização da convexidade no plano frontal, sagital, transversal. As causas etiológicas podem ser congênitas, traumáticas (por exemplo, fraturas), hérnias discal, infecciosas, neurológicas (poliomielite), posturais (pélvicas, deformidades do quadril, posições viciosas, desigualdades dos membros inferiores); também ocorre em doenças tóraco-pulmonares, espondilite, deficiências de raquitismo.
Lordose	A Lordose é a consequência de acentuar a dorsoflexão fisiológica da coluna cervical ou lombar (aparece como um desvio sagital da espinha dorsal), e as causas podem ser a distensão do conteúdo abdominal causada pela atonia da parede abdominal (obesidade), paralisia, tumores, cirrose, ascite. Deslocamentos maciços, gravidez, congênitos, bilaterais do quadril que atuam através do desequilíbrio dinâmico dos músculos extensor e flexor, compensatórios (uso de pesos na cabeça, sapatos de salto alto).
Jogo de voleibol que é	ers podem experimentar *uma* diminuição da lordose e um aumento da cifose torácica, tant in traumas esportivos, pois é sabido que defeitos posturais predispõem à lesão [2].
Torcicolo	Representa um desvio da coluna cervical, os sinais clínicos consistem na inclinação de uma parte do corpo, em ligeira rotação, com o queixo virado do lado oposto da lesão, e a etiologia pode ser muscular (produzida pela reacção dos músculos esternocleidomastóides, trapézio, espasmo muscular), esquelética (doença cervical de Pott, doença do disco cervical, posições profissionais anormais) ou traumática (consequência de lesões da cabeça ou do pescoço).
Degenera precoce a bater	As alterações na coluna cervical foram descritas nos futebolistas, provavelmente causadas pela cabeça [3].

A espondilolistese pode ser de etiologia traumática. O sintoma mais comum é a dor lombar. O cirurgião ortopedista pode encontrar dificuldades no diagnóstico e manejo adequado da espondilolistese e espondilolistese em atletas, especialmente no caso de atletas jovens com esqueletos imaturos (caso contrário, o número de casos é aumentado nesta categoria) [4].

A síndrome da cavalinha e a síndrome do cone medular podem ser de etiologia traumática ou degenerativa, com os seguintes sinais [5]:

localização	As lesões medulares focais ao nível lombar e sacral são mais difíceis de localizar do que as regiões cervical e torácica, pois os respectivos segmentos medulares diminuem progressivamente de tamanho.
Sinais	A semiologia da síndrome do rabo de cavalo consiste em dor intensa, dor posterior - inferior ou radicular intensa, areflexão variável nas extremidades dos membros inferiores, perda de sensibilidade ou paresia assimétrica no membro inferior, preservação relativa das funções vesicais e intestinais. Distingue-se a síndrome do cone medular, sendo seus sinais a anestesia bilateral (S3-S5), impotência sexual, disfunção vesical grave e distúrbios intestinais (retenção urinária e incontinência com tônus anal solto). Faltam também os reflexos bulbocavernoso (S2-S4) e anal (S4-S5). A força muscular é em grande parte preservada, assim como a coordenação. O diagnóstico diferencial é feito com a síndrome da cavalinha. Os tumores localizados no canal medular inferior podem causar um quadro clínico misto composto por elementos de cavalinha e síndromes da medula espinhal.

Referências

1. https://www.elipetromed.ro/semiologia-aparatului-
   locomotor.html,accesatoctombrie 2019.

2. Grabara M. Comparação da postura entre jogadores adolescentes de voleibol
   masculino e não-atletas. Biol Sport. 2015;32(1):79-85.

3. Kartal A, Yildiran I, Senkoylü A, Korkusuz F. O futebol causa alterações
   degenerativas na coluna cervical. Eur Spine J. 2004 Fev;13(1):76-82.

4. Wimberly, R. L., & Lauerman, W. C. (2002). Spondylolisthesis no atleta. Clínicas
   em medicina desportiva, 21(1), 133-viii. https://doi.org/10.1016/s0278-
   5919(03)00062-0.

5. https://www.prostemcell.org/lezium-ale-coloanei-vertebrale/traumatismele-
   coloanei- vertebrale.html, acessado em novembro de 2019.

6. Fisiopatologia e semiologia das lesões da medula espinhal

59

As lesões da medula espinhal têm manifestações clinicamente dependentes dos segmentos afectados, sendo o conhecimento da fisiopatologia e semiologia destas doenças um capítulo importante da traumatologia desportiva. Consequentemente, este capítulo visa apresentar a fisiopatologia das lesões da medula espinhal (síndrome da medula espinhal anterior, síndrome da medula central, choque espinhal, hiperextensão, torção, compressão, tosquia).

Um resumo dos mecanismos fisiopatológicos e dos elementos semiológicos das lesões medulares é apresentado na tabela abaixo [1, 2, 3]:

Fisiopatologia e morfopatologia	As lesões da medula espinhal podem ocorrer directa ou indirectamente. As lesões vertebrais mais comuns ocorrem através de um mecanismo indirecto (93%). Muitos traumas ocorrem através da ação simultânea de várias demandas, e a gravidade das lesões depende mais da combinação de forças, a direção das forças agressoras pode ser estabelecida através da análise de imagens radiográficas. Os principais mecanismos de lesão são a hiperflexão e a hiperextensão, mas a torção também é importante. A torção provoca fraturas "fatiadas" do corpo vertebral associadas a luxações das articulações intervertebrais, ou diferentes graus de entorses complicadas com lesões da medula espinhal e raiz, sendo o mecanismo de produção a distorção rotacional do segmento motor. O cisalhamento, que ocorre em acidentes de trânsito (quando há movimentos rápidos de hiperextensão seguida de hiperflexão), é o resultado de um mecanismo de translação que se move em planos paralelos uma vértebra sobre outra, destruindo a unidade do segmento, causando assim danos ao conteúdo do canal raquidiano. A integridade do sistema ligamentar posterior condiciona o caráter estável de uma fratura ou luxação vertebral, lesões estáveis (fraturas por compressão com assentamento anterior inferior a 1/3 da altura do corpo vertebral) tendo melhor prognóstico do que as instáveis, que requerem fixação interna / externa. (lesões ligamentares em que a integridade do ligamento longitudinal posterior é preservada, fracturas cominutivas

	com grandes deslocamentos e fraturas de deslocamento). A hiperextensão é obtida pela inclinação exagerada no sentido posterior do eixo transversal do segmento, sendo o mecanismo característico do segmento cervical da coluna vertebral (na maioria das vezes o primeiro cervical). Existem fraturas unilaterais ou bilaterais dos elementos ósseos do arco, por tensão da coluna vertebral por extensão-compressão. A compressão pura (vertical) produz a fratura do centro do corpo vertebral com o deslocamento centrífugo dos fragmentos, enfatizando no eixo vertical os elementos da coluna anterior do segmento. A hiperflexão, que requer flexão-compressão da coluna vertebral de corpos intervertebrais e discos, produzindo fraturas por compressão com graus variáveis de cuneiformização anterior do corpo vertebral, é um movimento de inclinação excessiva previamente realizado por um eixo transversal. A hiperflexão também pode ser lateral, quando exige o segmento em relação a um eixo antero-posterior, fazendo uma inclinação exagerada para a direita ou para a esquerda, excedendo o limiar de resistência das respectivas estruturas causando lesões por compressão na metade côncava da coluna vertebral e lesões ligamentares por tração no segmento médio e convexo.

A gravidade das lesões da coluna cervical varia de lesões ligamentares menores a instabilidade osteo-ligamentar com lesões da medula espinhal, por isso a anatomia única de cada segmento da coluna cervical requer exploração clínica e imagiológica individual [2].

Elementos de semiologia	- uma lesão cervical é indicada pela presença de torcicolo ou fixação da cabeça com ambas as mãos - uma paralisia flácida de um tetra ou paraplegia é indicada pela posição inerte dos membros superiores e/ou inferiores - lesões graves da medula espinhal têm como sinais característicos a incontinência vesical ou do esfíncter anal - um trauma da coluna vertebral superior com lesão medular acima de T6 é indicado pela tríade hipotensão, hipotermia, bradicardia

- fratura básica do crânio é sugerida por otorréia, epistaxe, associada a hematoma mono ou biocular

- O trauma toracolombar é sugerido pela dor por compressão torácica e contractura abdominal.

- exame neurológico completo avalia a sensibilidade, habilidades motoras, função reflexiva

O exame é feito sistematicamente, avaliando numa primeira fase a motilidade voluntária dos principais grupos musculares, e numa segunda fase a força muscular. A sensibilidade subjetiva, espontânea, dolorosa ou parestesia é controlada primeiro, e depois a provocada, objetiva, epicrítica e protópica. Exame da função reflexa: se a pessoa lesada estiver em choque espinhal, a ausência de toda a atividade reflexa é encontrada durante 24 horas. Posteriormente, aparecem a espasticidade (músculos rígidos e rígidos), o clone (série de contrações musculares involuntárias, rítmicas e relaxacionais) e os reflexos patológicos. Se os reflexos patológicos estão presentes em um paciente sem atividade motora voluntária (Babinski, Oppenheim, retração tripla, clonus), isto indica lesões do neurônio motor central (localizado nas áreas motoras corticais). Se, na mesma situação, os reflexos patológicos não estão presentes, o diagnóstico é de lesão do neurônio motor periférico (localizado nos chifres medulares anteriores). O clonus (contrações repetitivas) da patela ou da perna ocorre na síndrome piramidal. A retração tripla ocorre nas lesões do neurônio motor central. Ao beliscar a pele do pé ou ao flexionar os últimos quatro dedos, o pé flexiona a perna, a perna na coxa e a coxa no abdômen. As síndromes medulares pós-traumáticas, que podem ocorrer inicialmente sob a forma de choque espinhal, podem ser com déficit motor completo (ausência de funções motoras voluntárias e sensíveis sob o local da lesão) ou déficit motor incompleto (há um grau de preservação das funções neuronais distais ao nível das lesões).

| Síndrome da lesão medular completa (fisiopatologia e semiologia) | A síndrome de lesão medular completa manifesta-se pelo desaparecimento das funções sensoriais e motoras voluntárias sob o local da lesão. O reflexo bolboso é preservado, sendo um elemento de diagnóstico diferencial com choque espinhal. O prognóstico de |

	A recuperação é zero, e a evolução é lenta. Após um intervalo de tempo variável, instala-se a segunda fase, chamada automatismo medular, na qual aparecem os reflexos patológicos. Segue-se a terceira fase ou fase terminal, caracterizada pelo desaparecimento progressivo dos reflexos automáticos e pela evolução acelerada das complicações.
Síndrome da lesão medular incompleta (fisiopatologia e semiologia)	Caracteriza-se pela remanência de um grau funcional maior ou menor abaixo do local da lesão; 90% das síndromes de lesão medular incompleta são classificadas, por ordem de frequência, em: - Síndrome de supressão da medula espinhal (Schneider), que ocorre ao danificar a área central das cordas espinhais, incluindo a matéria branca e cinzenta. Normalmente os pacientes têm quadriplegia, sendo os membros superiores mais afetados que os inferiores, o dano sensorial é variável, e em mais de 50% dos casos a recuperação das funções de controle dos esfíncteres e até mesmo a ambulação ocorre. - a síndrome de compressão medular anterior tem um baixo prognóstico de recuperação e consiste no desaparecimento total da função motora e da sensibilidade termo-plégica distal ao local da lesão - A síndrome de compressão medular posterior consiste na perda de sensibilidade proprioceptiva consciente, vibratória, táctil e epicrítica. Raramente ocorre por danificar as cordas posteriores. - A síndrome de Brown-Sequard é caracterizada por déficit motor localizado no lado da lesão e perda de sensibilidade contralateral e termo-sensibilidade. Ocorre como resultado de uma lesão lateral da medula espinhal. - A síndrome do cone medular é caracterizada pela areflexão do trato urinário e digestivo, aos quais se acrescentam tubos de atividade motora nos membros inferiores. Ocorre pela lesão do segmento terminal da medula espinhal. - síndrome radicular: dor nos nervos devido a raízes inflamadas, déficit motor, alterações nos reflexos osteotendinosos
Outra classificação de m, dependendo do sintoma.	s síndromes de ledullary associadas a seções medulares incompletas, s e mecanismos de produção, é dada abaixo [3]:

1. Síndrome medular central, causada por danos na parte central da medula espinhal, por processos ósseos degenerativos que estreitam o canal espinhal, ou por forçar a cabeça a voltar. 2. A síndrome de Brown-Séquard, que também pode ser consequência de agressões ou tumores lateralizados, mielite, hemorragias, isquemia, radioterapia, ocorre quando a metade (direita ou esquerda) da medula espinhal é lesada. 3. A síndrome medular anterior consiste na perda de motilidade e sensibilidade termo-painosa na parte inferior do corpo abaixo do nível da lesão, mas na preservação da sensibilidade proprioceptiva na região afetada, e ocorre por lesão da medula espinhal anterior (hérnia de disco, tumores, flexão cervical forçada).	
Complicações, evolução e prognóstico (elementos de fisiopatologia e semiologia)	As complicações imediatas são características das lesões instáveis e são classificadas em: - lesões neurológicas - fraturas expostas - hematoma retroperitoneal - íleo paralítico - lesões musculares paravertebrais - lesões vasculares - lesões viscerais As complicações tardias são favorecidas pelos calos ou, menos frequentemente, pela pseudartrose, e na maioria das vezes consistem em cifoscoliose traumática (enquadrada pela noção de calo vicioso). Classificação das fracturas As fraturas da coluna vertebral podem ser: - fracturas-localizações - liquidações cominutivas - parcela linear As fraturas vertebrais podem ser localizadas em: - pedículos vertebrais - lâminas articulares de massa articular - processos espinhosos - processos transversais As formas particulares de fracturas vertebrais são: - hérnia de disco traumática

	- fratura do ondotóide
	- fratura cominutativa do atlas ou Jefferson - luxação atlanto-occipital
	- A fratura bipedicular do eixo ou a fratura da medula espinhal pendurada a nível cervical podem ser altas, médias e baixas. As lesões da medula cervical alta causam tetraplegia e paresia dos músculos respiratórios inervados pelo nervo frênico (origem C3-C5), com um risco vital. Em caso de paralisia do diafragma, a respiração só é possível através da utilização dos músculos respiratórios acessórios. Devido a danos nos centros bulbar adjacentes, lesões extensas perto da junção da medula cervical com o bulbo são frequentemente fatais. A morte ocorre através de colapso vasomotor e respiratório. Lesões parciais do bulbo, geralmente causadas por trauma, podem cortar as fibras do trato piramidal que se encontram no interior dos membros inferiores. Essas fibras, ao nível da decusação, passam abaixo daquelas destinadas aos membros superiores, causando a "paresia crural" dos membros inferiores. Lesões por compressão localizadas perto do forame magno podem causar paresia do ombro e membro superior ipsilateral e, posteriormente, paresia do membro inferior ipsilateral. O dano então inclui a perna contralateral e finalmente o membro superior contralateral. O paciente também pode apresentar dor suboccipital com irradiação no pescoço e nos ombros. As lesões nas vértebras C4-C5 causam tetraplegia; a função respiratória é preservada. Lesões localizadas ao nível do assoalho cervical médio (C5-C6) poupam (relativamente) os músculos do ombro e o desaparecimento dos reflexos bicipital e braquioradial. As lesões do segmento C7 não afetam o bíceps, mas causam a paresia dos extensores dos dedos e o desaparecimento do reflexo tricipital. As lesões do segmento C8 resultam na paralisia dos flexores dos dedos. Em princípio, a paresia indica fielmente a localização da lesão, ao contrário dos déficits sensoriais que têm um valor diagnóstico inferior. A síndrome de Horner, que consiste em miose, ptose palpebral e hipoidrose facial, ocorre de forma ipsilateral às lesões da medula espinhal em qualquer nível. As lesões da medula espinhal no peito podem causar paresia dos membros inferiores e disfunção da bexiga, intestino ou função sexual, as lesões

da medula torácica pode ser localizada com base nos dermatomas sensíveis do corpo. As lesões localizadas nos T9-T10 causam paralisia dos músculos abdominais inferiores, mas não dos superiores, o que provoca o sinal do Beevor (movimento ascendente do umbigo durante a contracção da parede abdominal) e o desaparecimento dos reflexos abdominais superficiais, não sendo os superiores afectados. Se as lesões forem unilaterais, a tentativa de contrair a parede abdominal leva ao deslocamento do umbigo para a parte normal correspondente. Os reflexos abdominais superficiais são abolidos na área afetada e a dor nas costas na linha média é também um sinal útil na localização da lesão no tórax. As lesões localizadas nas vértebras L2-L4 abolem a flexão e a adução da coxa, provocando a paresia da extensão do membro inferior do joelho e o desaparecimento do reflexo patelar. As lesões ao nível do L5-S1 resultam em paralisia dos movimentos do pé e tornozelo, impossibilidade de flexão do joelho e extensão da coxa; além disso, determina a abolição do reflexo de Aquiles (originado em S1). O reflexo cremasteriano, segmentado por L1-L2, é um reflexo cutâneo útil para a localização de lesões da medula lombar. As lesões sagradas e coccígeas da medula espinhal preservam os reflexos e as funções motoras dos membros inferiores.

Um estudo de revisão recente estabelece a epidemiologia das lesões medulares relacionadas com a prática de esportes [4]:

- esportes individuais de alto risco para lesões da medula espinhal: mergulho, esqui, rúgbi e equitação

- o nível mais comum de lesões é quase totalmente cervical para hóquei, esqui, mergulho e futebol

- mais da metade das lesões vertebrais produzidas durante a prática de equitação e snowboard são torácicas ou lombossacrais

- Foram identificados 6 países nos quais o desporto foi responsável por mais de 13% das causas de lesões da medula espinal (por ordem decrescente): Rússia, Fiji, Nova Zelândia,

Islândia, França e Canadá

Referências

1. https://www.prostemcell.org/leziuni-ale-coloanei-vertebrale/ttaumatismele-coloanei- vertebrale.html, acessado em novembro de 2019.

2. Torretti JA, Sengupta DK. Traumatismo da coluna cervical. Ortopedia indiana J. 2007;41(4):255- 267.

3. Hagiu BA. Elemente de fiziopatologie si semiologie in kinetoterapie, 2014, Editura Universitatii "Alexandru Ioan Cuza", Iasi.

4. Chan CW, Eng JJ, Tator CH, Krassioukov A; Equipa de Investigação de Provas de Lesões da Medula Espinal. Epidemiologia das lesões da medula espinhal relacionadas com o desporto: Uma revisão sistemática. J Spinal Cord Med. 2016 May;39(3):255-64. doi: 10.1080/10790268.2016.1138601. Epub 2016 Fev 18. PMID: 26864974; PMCID: PMC5073752.